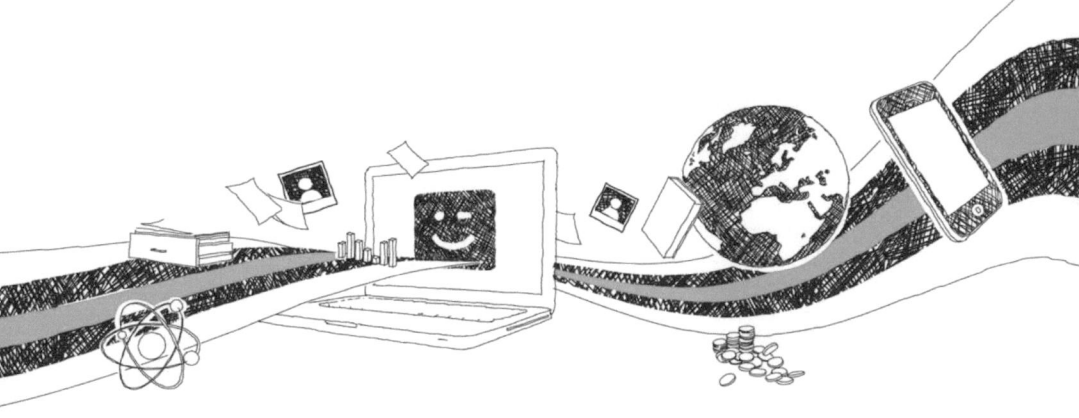
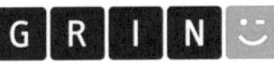

Christine Schmitz

Arzneimittelsicherheit: Der Weg einer neuen Substanz bis zur Zulassung auf dem Markt

GRIN Verlag

Bibliografische Information der Deutschen Nationalbibliothek:

Die Deutsche Bibliothek verzeichnet diese Publikation in der Deutschen National-
bibliografie; detaillierte bibliografische Daten sind im Internet über http://dnb.d-
nb.de/ abrufbar.

Impressum:

Copyright © 2012 GRIN Verlag GmbH
Druck und Bindung: Books on Demand GmbH, Norderstedt Germany
ISBN: 978-3-656-54833-1

Dieses Buch bei GRIN:

http://www.grin.com/de/e-book/265179/arzneimittelsicherheit-der-weg-einer-
neuen-substanz-bis-zur-zulassung

FOM – Fachhochschule für Oekonomie & Management

Düsseldorf

~Berufsbegleitender Studiengang Business Administration~

_____

Arzneimittelsicherheit

Hausarbeit im Modul Health Care II

15.08.2012

_____

Autor: Christine Schmitz

Fachsemester: 6

Inhaltsverzeichnis

Abkürzungsverzeichnis

Abbildungsverzeichnis

Abkürzungsverzeichnis

AMG	Arzneimittelgesetz
BfArM	Bundesinstitut für Arzneimittel und Medizinprodukte
bzw.	beziehungsweise
d.h.	das heißt
DIN	Deutsches Institut für Normierung
dt.	deutsch
EG	Europäische Gemeinschaft
EMEA	European Medicines Agency
FDA	Food and Drug Administration
GCL	Good Clinical Practices
GLP	Good Laboratory Practices
GMP	Good Manufacturing Practices
GSP	Good Science Practices
ISO	International Organization for Standardization
sog.	sogenanntes
US	United States
USA	United States of America
WHO	World Health Organization
z.B.	zum Beispiel

Abbildungsverzeichnis

1   Einleitung

Erforschung und Entwicklung neuer Arzneimittel werden in Deutschland, ebenso wie in Europa und in den USA, weitgehend von der Industrie geleistet. Die Zulassung erfolgt dagegen durch staatliche Stellen aufgrund umfangreicher Dokumentationen von Studien und Sicherheitsprüfungen.[1] Weiterhin ist in allen westlichen Industrieländern ein Nachweis der Qualität, Sicherheit bzw. Unbedenklichkeit und Wirksamkeit im klinischen Versuch zu belegen.[2]

Während früher die Spezialitäten in der Bundesrepublik Deutschland nur registriert werden brauchten, ist mit dem Inkrafttreten des neuen Arzneimittelgesetzes am 01. Januar 1978 eine Zulassung notwendig, die an eine Reihe von Auflagen gebunden ist. Das Gesetz regelt das Verfahren für die Zulassung neuer Medikamente; der Hersteller muss anhand seiner Unterlagen den Nachweis der „Wirksamkeit" des Arzneimittels, seiner „Unbedenklichkeit" und seiner pharmazeutischen Qualität führen. Vorher brauchten neue Spezialitäten nur registriert zu werden. Anfangs bestand Hoffnung, dass damit das „In-den-Handel-bringen" überflüssiger und sinnloser Medikamente oder Kombinationen wesentlich eingeschränkt und so der Arzneimittelmarkt übersichtlicher würde.[3]

Von der Synthese einer neuen Substanz bis zu ihrem Einsatz als zugelassenes Arzneimittel vergehen oft 7-10 Jahre. Neben dieser großen Zeitspanne sind auch die Kosten erwähnenswert, die heute 500 Millionen Euro betragen können. Im Folgenden soll der lange Weg von einer neuen Substanz, die möglicherweise als Arzneistoff in Frage kommt, bis zu ihrer Zulassung auf den Markt geschildert werden,[4] bzw. die Qualitätssicherungssysteme, die greifen um die Sicherheit der Substanzen zu gewährleisten.

2   Arzneimittelherstellung

Ziel der Entwicklung neuer Arzneimittel ist es, bessere therapeutische Möglichkeiten zu schaffen. Der günstigste Fall ist dann gegeben, wenn durch das neue Medikament eine noch nicht mit Arzneimitteln behandelbare Erkrankung einer medikamentösen Therapie zugänglich wird. Vielfach muss man sich aber damit abfinden, nur die Therapie bereits behandelbarer Erkrankungen zu vereinfachen oder zu verbessern.[5]

---

[1] Vgl. Arzneimittelsicherheit – Wunsch und Wirklichkeit (2008), Seite 1.
[2] Vgl. Das Gesundheitswesen im internationalen Vergleich (2010), Seite 149.
[3] Vgl. Pharmakologie und Toxikologie (2010), Seite 65.
[4] Vgl. Pharmakologie und Toxikologie (2010), Seite 67.
[5] Vgl. Arzneimittelwirkungen (2008), Seite 127.

Am Anfang der Entwicklung steht die Synthese neuer chemischer Verbindungen.[6] Entdeckt werden neue Substanzen mit potentieller pharmakotherapeutischer Bedeutung gelegentlich durch eine Zufallsbeobachtung, die aber eine Offenheit, Flexibilität und auch Phantasie des Forschers voraussetzt.[7] Die Suche nach neuen Substanzen geschieht teilweise nach einem kontrollierten Zufallsprinzip. Tausende neuer Verbindungen lassen sich mit Methoden der kombinatorischen Chemie synthetisieren und dann mit Verfahren der Hochdurchsatz-Testung auf Kandidaten mit bestimmten, gewünschten Wirkungen hin durchmustern.[8]

Über die Wirkung der neuen Substanzen gibt die präklinische Prüfung Auskunft. Zur ersten Orientierung können biomechanisch-pharmakologische Untersuchungen dienen oder Versuche an Zellkulturen, isolierten Zellen und Organen. Da derartige Modelle aber niemals das komplexe biologische Geschehen in einem lebenden Organismus zu imitieren vermögen, müssen potentielle Arzneistoffe an Tieren getestet werden. Erst Tierversuche zeigen, ob die gewünschte Wirkung tatsächlich eintritt und ob Giftwirkungen ausbleiben.[9]

Die klinische Prüfung beginnt in der Phase 1 bei gesunden Versuchspersonen mit der Überprüfung, ob die im Tierversuch beobachteten Wirkungen auch am Menschen auftreten. Der Zusammenhang zwischen Dosis und Wirkung ist festzuhalten.[10]

In der Phase 2 wird an ausgewählten Patienten zum ersten Mal das potentielle Arzneimittel gegen die Krankheit eingesetzt, für deren Therapie es gedacht ist. Zeigt sich eine gute Wirkung und ein vertretbares Ausmaß an Nebenwirkungen, folgt in der Phase 3 an einer größeren Patientengruppe der Vergleich des therapeutischen Erfolgs des neuen Wirkstoffs mit dem der bisherigen Standardtherapie.[11] Es existiert noch eine weitere, 4. Phase. In dieser Phase werden alle Erkenntnisse zum Wirkstoff zusammengetragen, die nach der Zulassung während der breiten Anwendung zur Kenntnis kommen. In dieser Nachzulassungsperiode können auch Erfahrungen gesammelt werden, die sich aus der Anwendung der neuen Substanz bei speziellen Kollektiven ergeben, z.B. Wechselwirkungen mit anderen Arzneimitteln.[12]

---

[6] Vgl. Taschenatlas Pharmakologie (2008), Seite 8.
[7] Vgl. Pharmakologie und Toxikologie (2010), Seite 67.
[8] Vgl. Pharmakologie und Toxikologie (2010), Seite 68.
[9] Vgl. Taschenatlas Pharmakologie (2008), Seite 8.
[10] Vgl. Taschenatlas Pharmakologie (2008), Seite 8.
[11] Vgl. Taschenatlas Pharmakologie (2008), Seite 8.
[12] Vgl. Pharmakologie und Toxikologie (2010), Seite 70.

Abb.1) Arzneimittelentwicklung in schematischer Darstellung.

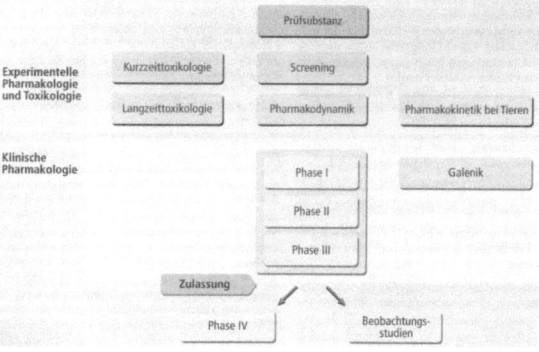

3 Arzneimittelzulassung

In Deutschland ist der gesetzliche Rahmen der Arzneimittelprüfung im Arzneimittelgesetz (AMG) von 1976, zuletzt geändert durch die 14. Novelle von 2005, niedergelegt. Entscheidende Bedeutung bei der Arzneimittelentwicklung haben ferner in den letzten Jahren die Richtlinien der europäischen Gesundheitsbehörden erlangt. Für eine weltweite Vermarktung des Arzneimittels sind außerdem die Richtlinien anderer Gesundheitsbehörden sowie die Empfehlungen von internationalen Fachgesellschaften zu berücksichtigen.[13]

Die Entscheidung über die Zulassung als Arzneimittel trifft auf einen entsprechenden Antrag des Herstellers hin eine staatliche Behörde, in der Bundesrepublik Deutschland das Bundesinstitut für Arzneimittel und Medizinprodukte in Bonn (BfArM) oder die Kommission der Europäischen Union nach vorheriger Prüfung der Unterlagen durch die EMEA (European Medicines Agency). Der Antragsteller hat anhand seiner Untersuchungsergebnisse zu belegen, dass die Darreichungsformen den Qualitätsnormen entsprechen. Nach der Zulassung darf der neue Wirkstoff als Arzneimittel mit einem Handelsnamen auf den Markt gebracht werden und steht damit den Ärzten und Apothekern zur Abgabe an den Patienten zur Verfügung.[14]

In der Europäischen Union wird ein Arzneimittel zunächst nur für einen Zeitraum von 5 Jahren zugelassen. In dieser Zeit sind die Kenntnisse über die Wirksamkeit und Sicherheit bei breitem und langfristigem Einsatz zu vertiefen und zu verifizieren. Jeder neue Wirkstoff unterliegt in diesen 5 Jahren auch der automatischen Verschreibungspflicht durch den behandelnden Arzt,

---

[13] Vgl. Arzneimittelwirkungen (2008), Seite 127 f.
[14] Vgl. Taschenatlas Pharmakologie (2008), Seite 8.

3

wodurch die Arzneimittelsicherheit in dieser besonders kritischen Phase erhöht wird. Aufgrund des aktuellen Wissensstands wird nach Ablauf dieser Frist über eine Verlängerung der Zulassung für weitere 5 Jahre sowie ggf. eine Freistellung von der Verschreibungspflicht entschieden.[15] Nach der Zulassung ist vom Hersteller regelmäßig über neue Erkenntnisse zur Sicherheit zu berichten. Ergibt sich ein Verdacht auf schwerwiegende Risiken, wird ein sog. Stufenplanverfahren eingeleitet, in dem die Aufsichtsbehörde zusammen mit dem Hersteller die Befunde und die zu ergreifenden Maßnahmen erörtert. Bei begründetem Verdacht auf bedenkliche Risiken wird die Zulassung widerrufen.[16]

Um diesen Risiken entgegen zu wirken, nimmt bei der Produktherstellung die Qualitätssicherung eine tragende Rolle ein. Nicht zuletzt aufgrund des Verbraucherschutzes weiß man, dass eine nicht gleichbleibende, sich verschlechternde Qualität erhebliche Auswirkungen auf die Gesundheit der Endverbraucher hat, aber auch das Firmen Image und die Absatzzahlen können darunter stark leiden. Daher wurden Managementsysteme zur Qualitätssicherung erstellt. Diese sog. GMP – Good Manufacturing Practice oder zu Deutsch „gute Herstellungspraxis" betrifft nicht nur die Erhaltung der guten Produktqualität, sondern auch die Anforderungen, die an die Vermarktung der Gesundheitsprodukte gestellt werden und von den Gesundheitsbehörden ins Leben gerufen worden sind.[17]

Denn was nützen einmalig für die Zulassung gesammelte Daten, wenn im Rahmen der Herstellung durch menschliches oder technisches Versagen Fehler auftreten, die die Qualität des Arzneimittels im Nachhinein negativ beeinflussen? Dies wird im folgenden Abschnitt genauer erörtert.

4 Good Manufacturing Practices

Die gewünschte Sicherheit und Zuverlässigkeit lässt sich nur erreichen, wenn zusätzlich zu den etablierten Zulassungsabläufen auch Verfahren und Vorgehensweisen fixiert werden, welche sowohl im Bereich der Entwicklung als auch bei der späteren Produktion die dauerhafte Qualität der Erzeugnisse sicherstellen. Diese in Verfahrens- oder Arbeitsanweisungen zusammengefassten und festgeschriebenen Standards stellen das als Pendant zur Zulassung geforderte Qualitätssicherungssystem dar. Die hierzu heute meist offiziell erlassenen Regeln sind weltweit als „Good-Practices" bekannt.[18]

---

[15] Vgl. Arzneimittelwirkungen (2008), Seite 131.
[16] Vgl. Arzneimittelwirkungen (2008), Seite 131.
[17] Vgl. http://www.ciwos.com/glossar/gmp.html, Stand 05.08.2012
[18] Vgl. GMP-Qualifizierung und Validierung von Wirkstoffanlagen (2008), Seite 5.

Im Labor- bzw. Entwicklungsbereich spricht man allgemein von den „Good Science Practices" (GSP) bzw. den „Good Laboratory Practices" (GLP), wobei beiden die Forderung nach „Good Documentation Practices", d.h. die Forderung nach einer guten, ausführlichen, aussagekräftigen und zuverlässigen Dokumentation gemeint ist.[19]

Die klinischen Studien unterliegen den „Good Clinical Practices" (GCL) Regeln, während die eigentliche Herstellung sowohl des Produkts, welches in der Klinik Anwendung findet, als auch des fertigen Marktprodukts den „Good Manufacturing Practices" (GMP)-Regeln folgen muss.[20]

Die „Good-Practices" Regeln sind dabei stets der sehr weit gefasste und offen formulierte, auf die Produktqualität ausgerichtete Rahmen, der von den Anwendern in spezifische Regeln umgesetzt werden muss und der in das gesamtgültige Qualitätsmanagement des jeweiligen Unternehmens eingebettet sein sollte.[21]

Good Manufacturing Practice (dt.: Gute Herstellungspraxis) ist ein Begriff, der erstmals 1962 von der US-amerikanischen Überwachungsbehörde Food and Drug Administration (FDA) eingeführt wurde. Er steht synonym für eine Sammlung von Verhaltensmaßnahmen und Vorschriften, die bei der Herstellung und beim Umgang mit bestimmten Produkten beachtet und eingehalten werden müssen. Eine erste offizielle von der EG 1989 herausgebrachte und noch heute gültige Definition besagt: „GMP ist der Teil der Qualitätssicherung, der gewährleistet, dass Produkte gleichbleibend nach den Qualitätsstandards produziert und geprüft werden, die der vorhergesehenen Verwendung entsprechen". Aus dieser Definition wird zum einen deutlich, dass GMP ein Qualitätssicherungssystem nicht ersetzen kann, da es lediglich einen Teilaspekt davon darstellt und zum anderen kann man der Definition entnehmen, dass die Zielrichtung von GMP auf der Produktqualität, ganz besonders auf einer reproduzierbaren Produktqualität liegt.[22]

Vereinfacht lässt sich sagen, dass „GMP" ein Überbegriff ist für eine Sammlung von Regeln und Vorgaben, die bei der Herstellung und beim Umgang mit bestimmten Produkten beachtet und befolgt werden müssen, um deren reproduzierbare Qualität sicherzustellen. Dabei ist auch der Begriff „Qualität" in einer besonderen Weise definiert. So versteht man unter „Qualität" laut Deutschem Arzneimittelgesetz „die Beschaffenheit eines Arzneimittels, die nach Identität Gehalt, Reinheit, sonstigen chemischen, physikalischen, biologischen Eigenschaften oder durch das Herstellungsverfahren bestimmt wird".[23]

Hierbei ist besonders die Nennung des Herstellungsverfahrens in der Definition hervorzuheben, was bedeutet, dass man sich bei der Herstellung solcher Produkte nicht allein auf die Prüfung der Qualität mithilfe der sonst üblichen analytischen Methoden verlässt, sondern, dass man erwartet,

---

[19] Vgl. GMP-Qualifizierung und Validierung von Wirkstoffanlagen (2008), Seite 5.
[20] Vgl. GMP-Qualifizierung und Validierung von Wirkstoffanlagen (2008), Seite 5.
[21] Vgl. GMP-Qualifizierung und Validierung von Wirkstoffanlagen (2008), Seite 5.
[22] Vgl. GMP-Qualifizierung und Validierung von Wirkstoffanlagen (2008), Seite 9.
[23] Vgl. Gesetz über den Verkehr mit Arzneimitteln - § 4 sonstige Begriffsbestimmungen (2012)

dass die Qualität auch schon durch das Herstellungsverfahren selbst gesichert, d.h. in das Produkt hinein produziert wird.[24]

Nun stellt sich natürlich die Frage, mit welchen Themen beschäftigt sich die Gute Herstellungspraxis genau? Was wird konkret vorgeschrieben, was von den Herstellern solcher Produkte genau gefordert bzw. erwartet wird? Typische Themen sind: Personal – Räumlichkeit – Ausrüstung – Betriebshygiene – Dokumentation – Herstellung – Qualitätskontrolle – Etikettierung und Verpackung – Lagerung und Vertrieb – Beanstandung und Produktrückruf – Selbstinspektion.

In der Tat beschreiben die GMP Regelwerke mehr oder weniger alle Aspekte rund um einen Herstellungsprozess bzw. Herstellungsbetrieb. Das heißt, es werden alle oben genannten Komponenten behandelt. Geht man weiter in die Details so kann man in Kapitel 4 des ICH-Q7A-Leitfadens zum Punkt „Gebäude und Anlagen (Design und Bauart)" folgende Forderung nachlesen:

„Die verwendeten Gebäude und Anlagen sollten so gelegen, beschaffen und konstruiert sein, dass sie die für die Art und Stufe der Herstellung geeignete Reinigung und Wartung sowie die entsprechenden Betriebstätigkeiten erleichtern. […] dass das Kontaminationspotential minimiert wird […] genügend Raum, um Verwechslungen zu vermeiden […]."[25]

Diese Aussagen sind zunächst erschreckend allgemein gefasst und scheinbar nichtssagend. Hinzu kommt, dass stets nur mit Ausdrücken wie „sollte" und anforderungsgerecht" oder „ entsprechend" operiert wird. Manch einer mag hierüber verblüfft, wenn nicht sogar enttäuscht sein. Tatsache ist aber, dass GMP-Regeln grundsätzlich nur sagen „was" man beachten muss aber nie „wie" man etwas im Detail ausführen soll. Dies ist auch verständlich, berücksichtigt man, dass GMP-Regeln grundsätzlich für eine Vielzahl unterschiedlichster Produktionsstätten, Prozesse und Produkte Gültigkeit haben müssen, was nur geht, wenn man die Formulierung allgemein und offen hält und die wesentlichen Anforderungen auf das „Was" konzentriert, das „Wie" aber dem jeweiligen Betreiber überlässt.[26]

Anders als im Bereich der Qualitätsnormen DIN ISO 9000:2000, wo Zertifikate alltäglich und auch Aushängeschild sind, haben sich diese im GMP-Umfeld bisher nicht durchsetzen können. Obwohl von vielen Seiten sehr gewünscht, ist es bisher nicht geglückt, mit einem einzigen offiziellen Nachweisdokument, einem Zertifikat, den abgesicherten und anerkannten Nachweis zu führen, dass man sich an alle notwendigen, die Qualität sichernden Vorgaben hält. Dabei scheiterte es bislang hauptsächlich an der globalen und länderübergreifenden Anerkennung.[27]

---

[24] Vgl. GMP-Qualifizierung und Validierung von Wirkstoffanlagen (2008), Seite 9.
[25] Vgl. GMP-Qualifizierung und Validierung von Wirkstoffanlagen (2008), Seite 55 f.
[26] Vgl. GMP-Qualifizierung und Validierung von Wirkstoffanlagen (2008), Seite 56.
[27] Vgl. GMP-Qualifizierung und Validierung von Wirkstoffanlagen (2008), Seite 64.

5 Fazit

Zusammenfassend kann festgehalten werden, dass es sich bei GMP, den Regeln der Guten Herstellungspraxis, um Richtlinien und Vorschriften handelt, die stets dann zu befolgen und einzuhalten sind, wenn man es mit der Herstellung und Handhabung von Produkten zu tun hat, die im weitesten Sinne die Gesundheit und die Lebensqualität von Menschen (und Tieren) beeinflussen können. Das Ziel dieser Regelwerke besteht in der Sicherstellung der Produktqualität und damit letztendlich im Schutz des Verbrauchers.[28] Eine gute und übersichtliche Darstellung und Erläuterung zum Begriff GMP einschließlich Antworten häufig gestellter Fragen sowie eine Übersicht über die Historie bietet unter anderem die WHO (World Health Organization) auf ihren Internetseiten für „Medicines".[29]

Darüber hinaus ist es wünschenswert, dass ein einheitliches Qualitätssiegel für Firmen die die GMP Richtlinien in ihrem Unternehmen impliziert haben, herausgebracht wird aber auch gleichzeitig konsequente Kontrollen stattfinden, ob denn auch tatsächlich diese Richtlinien gelebt werden. Gerade in der Vergangenheit hat man zu genüge von verseuchten Infusionsflaschen, nicht wirkenden Tabletten oder sonstigen Schlampereien in der Pharmabranche gehört.[30] Um diesem negativ Trend entgegen zu wirken, muss ein Umdenken stattfinden. Egal ob Waren, Lebensmittel oder Medikamente, heutzutage gilt in fast jedem Bereich das „Geiz ist Geil" Prinzip. Doch die eigene Gesundheit sollte von dem Sparzwang verschont bleiben. Denn dies „zwingt" die Pharmafirmen immer kostengünstiger zu produzieren und über kurz oder lang wird die Qualität unter dem enormen Finanzdruck leiden. Doch gerade hier dürfen keine Abstriche gemacht werden.

---

[28] Vgl. GMP-Qualifizierung und Validierung von Wirkstoffanlagen (2008), Seite 20.
[29] http://www.who.int/medicines/topics/en/, Stand: 09.08.2012
[30] http://www.faz.net/aktuell/wirtschaft/unternehmen/schlampereien-pharmariese-glaxosmithkline-muss-buessen-1597060.html, Stand 09.08.2012

Literaturverzeichnis

Arzneimittelsicherheit – Wunsch und Wirklichkeit

MedR Schriftreihen der Medizin

Arbeitsgemeinschaft Rechtsanwälte im Medizinrecht e.V. Herausgeber

Schriftführer Ilse Dautert Alexandra Jorzig Ulrich Winter

Springer Verlag, 1. Auflage (2008), Berlin

Arzneimittelwirkungen

Lehrbuch der Pharmakologie und Toxikologie

Ernst Mutscher, Gerd Geisslinger, Heyo Kroemer, Peter Ruth, Monika Schäfer-Korting

Wissenschaftliche Verlagsgesellschaft mbH, 9.Auflage (2008), Stuttgart

GMP – Qualifizierung und Validierung von Wirkstoffanlagen

Ein Leitfaden für die Praxis

Ralf Gengenbach

WILEY-VCH Verlag, 1.Auflage (2008), Weinheim

Pharmakologie und Toxikologie

Heinz Lüllmann, Klaus Mohr, Lutz Hein

Thieme Verlag, 17.Auflage (2010), Stuttgart

Wirkstoffdesign

Entwurf und Wirkung von Arzneistoffen

Gerhard Klebe

Spektrum Akademischer Verlag, 2. Auflage (2009), Heidelberg

http://www.ciwos.com/glossar/gmp.html

http://www.faz.net/aktuell/wirtschaft/unternehmen/schlampereien-pharmariese-glaxosmithkline-muss-buessen-1597060.html

http://www.who.int/medicines/topics/en/